AF355680

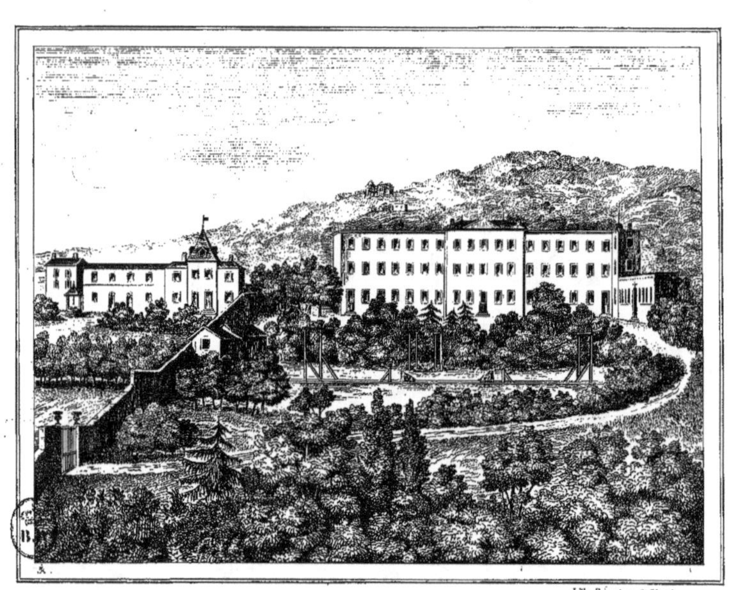

INSTITUT ORTHOPÉDIQUE ET GYMNASTIQUE
de Lyon.

INSTITUT

ORTHOPÉDIQUE ET PNEUMATIQUE

DE LYON.

INSTITUT

ORTHOPÉDIQUE ET PNEUMATIQUE

DE LYON,

POUR LE TRAITEMENT
DES DIFFORMITÉS DE LA TAILLE ET DES MEMBRES,
DES LUXATIONS CONGÉNITALES DU FÉMUR, DES SURDITÉS
CATARRHALES, ETC.

Dirigé

Par le docteur Pravaz,

ANCIEN ÉLÈVE DE L'ÉCOLE POLYTECHNIQUE,
MEMBRE CORRESPONDANT DE L'ACADÉMIE ROYALE DE MÉDECINE, ETC.

FONDATEUR DE L'INSTITUT ORTHOPÉDIQUE DE LA MUETTE,

Au Pavillon de Montfleuri,

MONTÉE ST-LAURENT, 5.

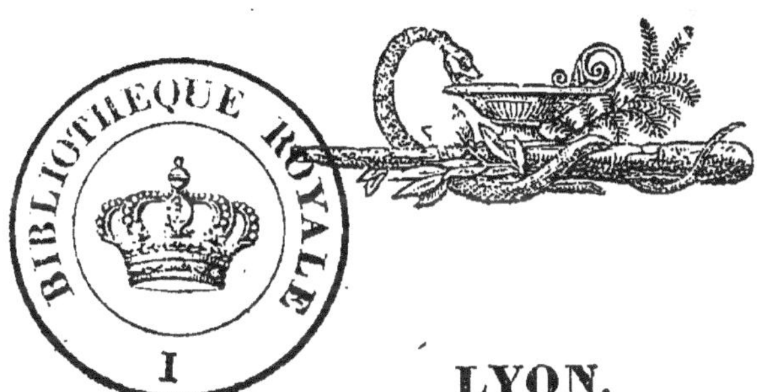

LYON.

IMPRIMERIE DE BARRET,
PLACE DES TERREAUX, 20.

—

1841.

INSTITUT

ORTHOPÉDIQUE ET PNEUMATIQUE

DE LYON.

En publiant un nouveau prospectus de notre établissement dont nous avons toujours cherché à fonder la prospérité sur l'approbation des hommes de l'art véritablement compétents, ainsi que le prouvent les différents rapports que nous avons obtenus, soit de l'Académie royale de médecine, soit de la Société de médecine de Lyon, notre but a moins été d'en étendre la connaissance que d'exposer à nos confrères les perfectionnements que nous avons récemment apportés dans la spécialité que nous cultivons avec un zèle qui a déjà reçu de si nombreux et si honorables encouragements.

Les praticiens qui ne sont pas étrangers à la littérature médicale savent que nous avons, un des premiers, ouvert le champ de la réforme introduite depuis quinze ans dans les méthodes orthopédiques. Le Mémoire que nous publiâmes en 1827 (1) posait les bases d'un nouveau sys-

(1) *Méthode nouvelle pour le traitement des déviations de la colonne vertébrale.*

tème de traitement qui, réduisant à sa juste valeur l'emploi des machines, restituait aux notions physiologiques la part qu'elles doivent prendre dans le choix d'une médication véritablement rationnelle.

Après avoir établi que l'organisme vivant et animé ne saurait être assimilé à une masse inerte et ductile que l'on courbe, que l'on redresse, que l'on façonne à volonté, ainsi que semblaient le penser les partisans exclusifs de la mécanique appliquée à corriger les difformités du corps humain, notre attention se porta sur le rôle réellement utile que les machines pouvaient jouer dans l'orthopédie; nous fîmes voir que, dans la limite même de cette utilité, celles que l'on employait généralement remplissaient mal l'indication vers laquelle leur action était dirigée. Profitant d'une idée heureuse émise par un savant orthopédiste anglais, le docteur Shaw, nous modifiâmes les appareils extenseurs de l'épine, de manière à satisfaire à ces trois conditions essentielles :

1° Multiplier les points de préhension par lesquels les moyens contentifs saisissent les extrémités de la courbe à redresser, afin d'éviter les pressions douloureuses qui déforment la face et peuvent déterminer des congestions cérébrales.

2° Localiser l'action de la puissance extensive de manière à ce qu'elle porte spécialement sur les régions de l'épine qui s'éloignent le plus de l'axe vertébral, et à ménager ainsi les parties qui n'ont subi aucune déformation.

3° Concilier avec le résultat mécanique d'une force prise hors du sujet, et destinée à opérer le rétablissement des leviers solides dans leurs rapports réciproques et naturels, l'influence physiologique du mouvement spontané.

pour activer la nutrition des muscles, résoudre les engorgements des fibro-cartilages qui déterminent ou accompagnent assez souvent les déviations latérales de l'épine.

Soumis au jugement de l'Académie royale de médecine, les appareils nouveaux furent l'objet d'un rapport et l'occasion d'une discussion animée dans laquelle le savant Dubois qui, d'abord, avait émis quelques doutes sur l'efficacité de la nouvelle méthode, reconnut hautement, après un examen plus approfondi, qu'elle réalisait en effet les avantages qui lui étaient attribués (1).

De nombreuses objections s'étaient élevées contre l'application de la gymnastique au traitement des déviations de l'épine ; des hommes d'une grande réputation avaient avancé que l'exercice assidu et répété des muscles tendait à augmenter le défaut d'antagonisme des puissances contractiles, et pouvait ainsi aggraver les difformités. Dans un Mémoire inséré parmi ceux de l'Académie royale de médecine (2), nous démontrâmes que cette opinion était le résultat d'une méprise, et que l'on attribuait par erreur à la somacétique en général des inconvénients qui ne devaient être imputés qu'au choix peu judicieux des exercices que l'on avait essayé de faire concourir au redressement des déviations de l'épine. Cette interprétation de quelques faits mal observés fut admise par les praticiens les plus expérimentés ; car le savant Delpech déclarait plus tard qu'il renoncerait à traiter les difformités du corps humain, s'il était privé du secours de la gymnastique.

<hr>

(1) *Rapport de MM. Itard, Husson, Double, Dubois père et Bricheteau.* Séance du 6 mai 1833.

(2) *De la somacétique dans ses rapports avec l'orthopédie.*

Quelque soin que l'on apporte à diriger de la manière la plus convenable les exercices d'élection appropriés à chaque cas particulier, il est difficile quelquefois d'éviter de mettre en contraction certaines classes de muscles qu'il importerait de condamner au repos. C'est pour remédier à cet inconvénient que nous avons fait construire divers appareils qui ne laissent aux puissances contractiles que la liberté de mouvements déterminés et ne leur permettent de fonctionner que dans cette condition essentielle, savoir que les leviers solides auxquels elles se fixent aient été d'abord rapprochés de leur direction normale. Entre ces appareils, nous ne citerons que notre char sigmoïde pour le traitement des déviations de l'épine, dont la description et la figure ont été insérées dans les Mémoires de l'Académie royale de médecine (1), parce qu'il a été la première application que nous ayons faite de l'inclinaison du rachis comme auxiliaire de l'extension parallèle, pour remédier aux courbures vicieuses et permanentes de cet axe.

Encouragé par les bons résultats de l'association simultanée de ces deux moyens mécaniques dont nous avons donné le premier le précepte et l'exemple, nous en avons généralisé l'emploi, un peu plus tard, en modifiant légèrement nos premiers appareils extenseurs mobiles, conformément à la description contenue dans une note communiquée à l'Académie royale de médecine et publiée par la *Revue médicale de Paris.*

Après avoir satisfait aux conditions véritablement essentielles du traitement rationnel de la plus grave de toutes

(1) *Note sur de nouveaux moyens de remédier à l'irrégularité du thorax.*

les difformités qui peuvent atteindre le corps de l'homme , savoir la *déviation de la colonne vertébrale* , nos recherches se dirigèrent vers une autre infirmité, moins fréquente et par suite moins connue dans ses causes : nous voulons parler de la *luxation congénitale du fémur*. Nous avions, il est vrai, été précédé dans cette voie par deux chirurgiens dont l'Institut a couronné les honorables efforts ; mais, tout en reconnaissant ce que la science doit à MM. Humbert et Jacquier, pour les vues judicieuses qu'ils ont émises sur un sujet encore nouveau, nous sommes autorisé par des faits dont la valeur a été soumise à des débats solennels et contradictoires dans le sein de l'Académie royale de médecine, à dire qu'ils avaient laissé sans solution expérimentale la grande question de la curabilité des déplacements originels de la tête du fémur. Non plus habile, mais plus heureux que ces honorables confrères, nous avons pu atteindre le but qu'ils s'étaient proposé , et il nous est permis de dire que , malgré la publicité donnée à nos moyens de traitement, notre établissement seul a fourni jusqu'ici des exemples authentiques de guérison complète des claudications de naissance (1).

Les recherches expérimentales de quelques médecins étrangers, poursuivies avec succès par plusieurs de nos compatriotes, ont établi qu'un certain ordre de difformités pouvait être traité heureusement au moyen de la section des tendons des muscles rétractés ; nous avons emprunté à cette méthode curative toutes les applications

---

(1) *Rapport fait à la Société de médecine de Lyon*, 13 mai 1839, par M. Polinière. — *Rapport sur deux Mémoires relatifs aux causes et au traitement des luxations congénitales du fémur* , par le professeur Gerdy.

qui nous ont paru solidement justifiées, et par leur inno-
cuïté et par l'avantage d'abréger notablement dans quelques cas la durée du traitement ; mais nous devons dire
que nous sommes loin de vouloir en faire, comme on
l'a proposé, la base essentielle de la thérapeutique des
difformités ; outre que l'action de l'instrument tranchant ,
tout en supprimant brusquement certaines résistances, ne
dispense point de l'emploi consécutif des machines de
redressement ou de contention , il n'est nullement dé-
montré qu'elle soit toujours sans danger, surtout lorsqu'on
osera la porter, presque à l'aveugle, à travers des vais-
seaux et des nerfs volumineux. Nous professons donc que
ce moyen, dont l'emploi est presque toujours superflu
chez les jeunes sujets, doit être considéré comme la
dernière raison de l'orthopédie. Les cas de pieds-bots
très-prononcés, ou ceux d'ankylose incomplète de l'arti-
culation du genou à la suite de tumeur blanche, nous pa-
raissent seuls motiver suffisamment l'intervention de la
chirurgie proprement dite; encore ne serait-elle ici qu'un
auxiliaire impuissant si l'art de l'orthopédiste ne venait,
comme nous l'avons dit, compléter son œuvre par une
application judicieuse des appareils propres à consolider
le rapport naturel des parties (1).

De nombreuses hypothèses ont été présentées sur l'é-
tiologie des difformités qui se manifestent assez souvent
chez les jeunes sujets, soit aux époques de la première

(1) Quoique le traitement du strabisme et du bégaiement par la section
des muscles appartienne presque exclusivement à la chirurgie, cependant
nous recevons aussi dans notre établissement les sujets affectés de ces difformités. Ils peuvent y recevoir les soins des opérateurs les plus distingués
de Lyon, qui ont pratiqué comme on sait, avec le plus grand succès, toutes
les opérations de ténotomie et de myotomie.

et de la seconde dentition, soit vers les approches de la puberté ; celle qui nous a paru la plus plausible et la plus rationnelle repose sur cette observation, que les phases diverses de l'accroissement de l'homme nécessitant toujours un certain effort de la nature, il peut arriver que, soit par une faiblesse native, soit par des circonstances accidentelles défavorables, la constitution reste au-dessous des conditions propices à l'évolution régulière des organes et aux élans que ce développement doit prendre vers certaines périodes de la vie. Tantôt les fonctions digestives languissent au moment où elles devraient déployer plus d'activité pour répondre aux besoins plus pressants de l'économie ; d'autres fois et le plus ordinairement, c'est le poumon dont la capacité trop étroite relativement au reste du corps est insuffisante à produire une bonne hématose : de là cette prédominance du système lymphatique si fréquente surtout chez les jeunes personnes du sexe, et qui les dispose à des malformations de toute nature, à la chlorose, à l'hystérie, etc. — Pour lutter contre ces diverses causes de cachexie tuberculeuse, rachitique ou nerveuse, ce n'est point trop de toutes les ressources de l'hygiène, et combien de fois ne restent-elles pas inefficaces ! Une application nouvelle de la physique à la médecine est venue rendre moins difficile l'indication si importante d'activer et de perfectionner la nutrition des jeunes sujets atteints ou menacés de déformations de la colonne vertébrale, de la poitrine ou des membres. Le bain d'air comprimé, dont nous avons puisé l'idée dans les belles expériences physiologiques du docteur Junod qui ont obtenu les suffrages de l'Académie des sciences, a été, depuis quatre ans, pour notre pratique un moyen de succès qui a dépassé toutes les espérances que nous en avions conçues (1). Les résultats qu'il nous a procurés, soumis à l'examen de la Société de médecine de Lyon et contrôlés par une Commission prise dans le sein de cette compagnie savante, étendent considérablement le champ de la thérapeutique des maladies de l'enfance qui reconnaissent pour origine, soit un arrêt de la nutrition, soit une dyscrasie des fluides récrémentitiels de l'économie (2).

L'inspiration de l'air condensé dans de vastes récipients n'est pas seulement un moyen d'agir puissamment sur la constitution, en modifiant par une oxigénation plus complète la nature du sang, chez les sujets où ce fluide manque d'une proportion convenable de fibrine et d'hématosine; elle a servi encore au traitement d'une infirmité trop souvent rebelle aux moyens les plus actifs de la médecine. La surdité catarrhale, si fréquente dans les localités froides et humides, n'a pas de remède plus efficace, surtout chez les enfants dont l'indocilité se prête si difficilement au cathétérisme de la trompe d'Eustachi et à l'application de caustiques portés à l'ouverture du conduit guttural engorgé; l'air comprimé de toutes parts force sans violence et par une action graduée l'entrée de l'oreille moyenne; il va y porter une stimulation plus douce et non moins efficace que celle produite par les divers liquides médicamenteux qu'on n'y pousse presque jamais qu'avec difficulté; cette stimulation, en modifiant la vitalité de la muqueuse qui tapisse la caisse du tympan, tarit bientôt la sécrétion morbide de cette membrane, et amène une gué-

(1) *Mémoire sur l'emploi du bain d'air comprimé, associé à la gymnastique*, inséré dans le journal de médecine l'*Expérience*.

(2) *Rapport fait à la Société de médecine de Lyon*, par M. de Laprade, 9 mars 1840.

rison solide et durable, obtenue sans douleur et presque à l'insu des malades. Des faits nombreux établissent, de la manière la plus irréfragable, cette propriété thérapeutique du bain d'air comprimé que nous avons le premier fait connaître.

D'après l'exposé succinct que nous venons de faire des divers genres de médications que nous avons introduites dans la pratique de l'orthopédie, ou que nous avons empruntées à d'autres médecins, on voit que les principales affections traitées dans notre établissement sont les suivantes :

1° Les déviations de la colonne vertébrale.

2° Les déformations de la poitrine qui succèdent à la pleurésie.

3° Les luxations congénitales ou anciennes.

4° Les courbures des membres.

5° Les ankyloses incomplètes.

6° Les pieds-bots.

7° Les contractures et la paralysie des muscles ; le torticolis.

8° La chlorose, l'hystérie, etc.

9° Les surdités catarrhales.

La première des conditions hygiéniques que réclame l'état des jeunes sujets, atteints de difformités ou frappés d'un allanguissement général des fonctions, est un air pur et un séjour agréable, propre à dissiper les ennuis d'un long traitement. L'institut orthopédique de Lyon, sous ce rapport comme sous tous les autres, ne laisse rien à désirer. Placé aux portes de la ville et au milieu du côteau de Ste-Foy, il occupe une vaste et belle propriété connue depuis long-temps sous le nom de *Montfleuri*. Cette propriété comprend deux grands corps de bâtiments et plusieurs arpents de jardins de toute espèce. Des deux corps de bâtiments principaux, l'un est consacré aux demoiselles, l'autre aux garçons ; ils sont séparés par des murs élevés qui divisent la propriété en deux parties. Chaque corps de bâtiment se compose, à l'intérieur, de galeries de gymnastique, de dortoirs, de salons, de salles de toilette, d'infirmerie, de pharmacie, de salles de bains et de douches, en un mot de toutes les commodités nécessaires à un établissement complet et bien ordonné.

La propriété domine tout le vaste plan du Lyonnais ; on y jouit d'une vue admirable , l'œil plonge dans un horizon immense de plus de quarante lieues, où l'on découvre successivement Lyon, le confluent de la Saône et du Rhône, les plaines du Dauphiné, le Mont-Blanc et le sommet neigeux de la chaîne des Alpes. Les bâtiments, placés à mi-côte, sont abrités contre les vents du Nord et de l'Ouest, et reçoivent incessamment l'air et le soleil du Midi. L'élévation du sol et les riches plantations qui entourent l'établissement, en font un séjour aussi salubre qu'agréable.

Il était indispensable d'offrir aux jeunes personnes et aux jeunes garçons qui sont obligés de recourir à un traitement de quelque durée, soit dans des cas de difformité, soit pour une difficulté de l'ouïe, les moyens de continuer leur instruction. Des dames surveillantes et des maîtres d'étude sont donc attachés à l'établissement, et s'occupent avec zèle de l'éducation des pensionnaires qui sont entretenus soigneusement dans les sentiments de piété qu'ils ont reçus de leurs familles. Un ecclésiastique, autorisé par Mgr l'archevêque de Lyon , réside dans l'établissement et officie à la chapelle les dimanches et les fêtes.

Entouré de lumières dans une ville où la médecine et

la chirurgie ont toujours jeté tant d'éclat, et honoré de la bienveillance de nos confrères, nous ne manquons jamais de recourir à leurs conseils dans les cas qui présentent quelque difficulté , en nous laissant, du reste, guider par la confiance des familles.

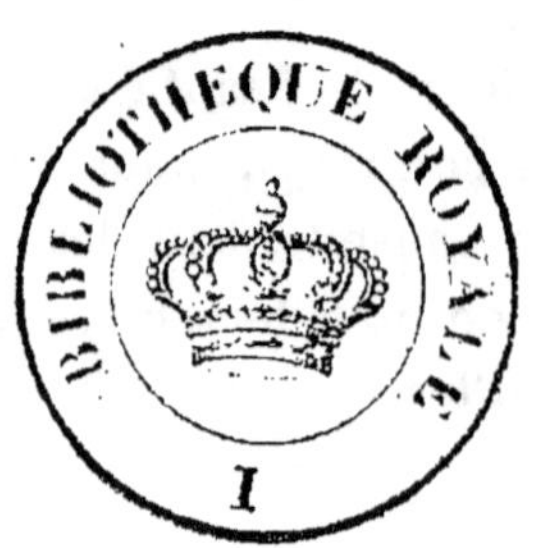
BIBLIOTHEQUE ROYALE
I